I0059232

RECHERCHES

SUR QUELQUES POINTS

DE PHYSIOLOGIE ET DE PATHOLOGIE,

TELS QUE

LA SURDITÉ, LES LUXATIONS, LE MOUVEMENT DES CÔTES, ETC. ;

Thèse présentée et soutenue à la Faculté de Médecine de Paris, le 18 août 1832, pour obtenir le grade de Docteur en médecine ;

PAR AMÉDÉE BONNET, d'Ambérieux,

Département de l'Ain ;

Élève interne des hôpitaux civils de Paris.

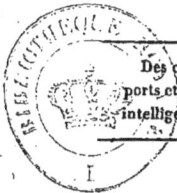

Des considérations générales sur la situation, la grandeur, la figure, les rapports et la structure d'un organe, sont un préliminaire indispensable à la parfaite intelligence de ses fonctions. (RICHERAND, Nouveaux élémens de physiologie.)

A PARIS,

DE L'IMPRIMERIE DE DIDOT LE JEUNE,

Imprimeur de la Faculté de Médecine, rue des Maçons-Sorbonne, n°. 13.

1832.

FACULTÉ DE MÉDECINE DE PARIS.

Professeurs.

M. ORFILA, Doyen.

	Messieurs
Anatomie	CRUVEILHIER.
Physiologie.	BÉRARD.
Chimie médicale	ORFILA, Suppléant.
Physique médicale	PELLETAN.
Histoire naturelle médicale	RICHARD.
Pharmacologie	DEYEUX, Examinateur.
Hygiène	DES GENETTES, Examinateur.
Pathologie chirurgicale	{ MARJOLIN. { JULES CLOQUET.
Pathologie médicale	{ DUMÉRIL, Examinateur. { ANDRAL.
Pathologie et thérapeutique médicales	BROUSSAIS.
Opérations et appareils	RICHERAND, Président.
Thérapeutique et matière médicale	ALIBERT.
Médecine légale	ADELON.
Accouchemens, maladies des femmes en couches et des enfans nouveau-nés	MOREAU.
Clinique médicale	{ FOUQUIER. { BOUILLAUD. { CHOMEL.
Clinique chirurgicale	{ BOYER. { DUBOIS. { DUPUYTREN. { ROUX.
Clinique d'accouchemens	

Professeurs honoraires.

MM. DE JUSSIEU, LALLEMENT.

Agrégés en exercice.

Messieurs	Messieurs
BAUDELOCQUE.	GERDY.
BAYLE, Suppléant.	GIBERT.
BLANDIN.	HATIN.
BOUVIER.	LISFRANC.
BRIQUET.	MARTIN SOLON.
BRONGNIART.	PIORRY.
COTTEREAU.	ROCHOUX.
DEVERGIE.	SANDRAS, Examinateur.
DUBLED.	TROUSSEAU.
DUBOIS, Examinateur.	VELPEAU.

Par délibération du 9 décembre 1798, l'École a arrêté que les opinions émises dans les dissertations qui lui seront présentées doivent être considérées comme propres à leurs auteurs, qu'elle n'entend leur donner aucune approbation ni improbation.

A MON PÈRE

ET

A MA MÈRE.

A MES MAÎTRES,

MESSIEURS

LE BARON RICHERAND,

RÉCAMIER, TROUSSEAU.

A. BONNET.

RECHERCHES

SUR QUELQUES POINTS

DE PATHOLOGIE ET DE PHYSIOLOGIE,

TELS QUE

LA SURDITÉ, LES LUXATIONS, LE MOUVEMENT DES CÔTES, ETC., ETC.

SUJET DE LA THÈSE.

En réfléchissant sur les questions qui devaient faire le sujet de ma thèse, j'avais d'abord pensé à traiter des effets de quelques agens thérapeutiques d'après les observations que j'ai recueillies à l'Hôtel-Dieu de Paris, sous la direction de MM. *Récamier* et *Trousseau;* mais l'impossibilité de développer convenablement ces observations dans le court espace que je dois m'imposer m'a éloigné de cette première idée. Pour faire connaître les effets d'un agent thérapeutique, il faut déterminer les modifications qu'il imprime aux fonctions d'un homme sain, préciser les conditions de maladie, d'âge, de tempérament qui modifient ses effets, les rendent utiles, insuffisans ou nuisibles, rechercher les associations qui peuvent concourir avec lui aux guérisons qu'il peut produire; il faut comparer ses effets à ceux des moyens généralement adoptés, et, avant tout, préciser la marche naturelle des maladies contre lesquelles on l'emploie. La solution de chacune de ces difficultés nécessite un grand nombre d'observations assez détaillées pour renfermer les élémens qui doivent servir à la solution de chacun des problèmes qu'on se propose de résoudre. L'exposition d'un semblable travail nécessite une étendue plus considérable que celle qu'il est possible de donner à une thèse. J'ai dû abandonner l'idée de l'entreprendre, et rechercher un sujet dont l'exposition fût courte, sans que toutefois la démonstration cessât d'être rigoureuse. Pour atteindre ce but, j'ai choisi un sujet plus anatomique qu'expérimental.

Élevé à l'école de M. *Richerand*, pénétré des principes qu'il a établis dans ses ouvrages et dans ses cours, j'ai toujours pensé que les travaux sur la physiologie et sur la chirurgie devaient avoir l'anatomie pour guide, et que les idées qui n'étaient que des conséquences rigoureusement déduites de la disposition des organes n'avaient besoin que d'un petit nombre d'expériences confirmatives pour réunir tous les caractères de la vérité. Ce sont des recherches faites d'après ces principes que je me suis proposé de publier dans cette thèse. Ces recherches ont rapport à l'histoire des surdités, des luxations, des mouvemens des côtes, des fonctions du cerveau et du siége du rhumatisme. Les unes ont des applications pratiques, les autres n'en ont point encore. Je commencerai par les premières.

RECHERCHES SUR LA SURDITÉ.

Transmission de la parole à l'aide d'un cylindre de bois dont une extré-
mité touche le larynx de la personne qui parle et dont l'autre extrémité
est serrée entre les dents de la personne qui écoute. Expériences sur deux
sourds-muets de naissance. Résultats satisfaisans.

En 1827, j'observais les sons d'une montre placée entre mes dents,
et je remarquai, comme plusieurs personnes l'ont fait avant moi, que
le son, assez faible tant que les oreilles restaient ouvertes, devenait
très-distinct sitôt que le conduit auditif avait été bouché. Dans ce
dernier cas, les mouvemens du balancier se faisaient entendre avec
plus de force et de netteté que lorsque la montre était placée sur l'o-
reille elle-même. Il résultait de cette observation qu'un individu,
sourd par occlusion du conduit auditif, entendrait mieux les sons
d'une montre placée entre ses dents qu'un homme dont l'oreille serait libre et bien conformée. Le raisonnement indiquait qu'il en serait
de même si la montre se trouvait à une distance de quelques pieds,
et communiquait avec les os par un corps solide intermédiaire. Je
m'en assurai aussitôt en plaçant ma montre à terre, appuyant sur elle
l'extrémité inférieure d'une canne et tenant l'autre extrémité entre
mes dents. Plus était grande la force avec laquelle je fermais mes
oreilles, plus était net le son qui arrivait jusqu'à moi. Ces expériences
simples, que tout le monde peut répéter, me conduisirent à penser
que si dans l'organisme il se trouvait une partie dont les vibrations
fussent les mêmes que celles d'un corps qui réfléchit la parole, il suffirait d'appliquer sur cette partie un cylindre qui, recevant ses vibrations, les transmettrait aux dents et de là jusqu'aux os qui environnent le nerf auditif.

Je me rappelai alors les expériences de *Laennec*, qui avait fait entendre quelques sourds en plaçant un stéthoscope, d'une part, sur la
trachée-artère, et, de l'autre, sur l'oreille des malades. La trachée-

artère, et, à plus forte raison, le larynx, se trouvaient donc dans les conditions que je désirais rencontrer, et à l'aide d'un cylindre de bois, placé comme dans l'expérience de *Laennec*, avec cette différence qu'il se rendrait entre les dents au lieu d'être appliqué sur l'oreille, je pouvais transmettre la voix humaine aussi facilement que le bruit d'une montre. Pour vérifier la justesse de cette conséquence, je bouchai mes oreilles aussi exactement qu'il me fut possible, et, plaçant un cylindre de bois sur le larynx d'un interlocuteur, je priai celui-ci de parler à voix assez basse pour qu'il me fût impossible de l'entendre. Lorsqu'il fut arrivé au ton où sa voix cessait d'être perceptible, sans m'approcher de lui, je portai le cylindre entre mes dents; à l'instant même, je compris toutes les paroles qu'il m'adressait. L'expérience, répétée d'après la méthode de *Laennec*, ne donna point à beaucoup près un résultat aussi avantageux. Entrevoyant dès-lors le succès possible, je me proposai de mettre à exécution mes idées sitôt que j'aurais rencontré une occasion favorable.

Il se trouvait à la même époque dans une des salles de l'hôpital Saint-Louis, où je faisais le service d'externe, un enfant de seize ans, sourd et muet de naissance, ou, pour parler avec plus de rigueur, devenu sourd à la suite d'une maladie qui, à la fin de sa première année, avait entraîné la perte de l'ouïe et par suite celle de la parole. Cet enfant avait reçu, à l'institution des Sourds-Muets, une éducation soignée; il lisait et écrivait parfaitement, connaissait tous les signes du langage inventé par l'abbé Sicard. L'expression animée de sa figure, ses dispositions pour le dessin et le peu de temps qui lui avait suffi pour achever ses études, annonçaient une intelligence des plus heureuses. La surdité était si complète qu'il n'était point de sons qui parussent l'affecter, et que je ne songeais nullement à faire sur lui les expériences que j'avais projetées. Cependant, au milieu d'un violent orage, le tonnerre étant tombé à quelque distance de l'hôpital Saint-Louis, les lits des salles furent ébranlés, et le fracas qui accompagna cette chute retentit avec beaucoup de force. Soit que notre sourd-muet n'eût ressenti que la commotion, soit que le bruit l'eût

en même temps frappé, il devint pâle et dans un état de stupeur qui
annonçait à quel point la sensation qu'il venait d'éprouver était pour
lui nouvelle et effrayante. Cette circonstance me donna l'éveil sur la
possibilité d'un succès que je n'osais espérer. Pour éclairer mes pres-
sentimens, je mis une montre entre ses dents ; sitôt qu'elle fut convenablement placée, il agita sa main de droite à gauche et de gauche à
droite, me regardant avec vivacité et un air de surprise ; puis il s'ar-
rêta comme pour prêter une attention nouvelle , et , recommençant
le même geste, il semblait me demander par l'expression de sa figure
si la sensation qu'il éprouvait était bien celle qu'il devait ressentir. Je
suivais tous ses mouvemens avec une attention inquiète , et lorsque,
par mes gestes, je tâchai de lui indiquer le mouvement du balancier,
il montra par des signes d'approbation et de plaisir combien il était
satisfait de l'identité de nos perceptions. Sûr de pouvoir faire arriver
les sons à travers les os des mâchoires et des oreilles , je composai
un instrument avec la dernière brisure d'un stéthoscope et la première d'un flageolet ; je les adaptai l'une à l'autre, et j'eus un cylindre
dont l'extrémité évasée devait être appliquée sur le côté du larynx de
la personne qui parle, et dont la plus étroite devait être serrée entre
les dents de celle qui écoute.

Je commençai alors l'éducation de l'ouïe et de la parole du sourd-
muet. Cette éducation fut dirigée d'une manière si vicieuse que je
crois devoir passer sous silence tous les détails qui s'y rapportent. Il
me suffira de dire que j'appris à mon élève l'art de parler comme on
apprend aux enfans l'art de lire. Mes leçons furent continuées pendant un mois et demi ; chaque leçon durait cinq à six quarts d'heure ;
trois séances suffirent pour qu'il pût répéter presque toutes les lettres
de l'alphabet ; après un mois, il récitait nettement un très-grand
nombre de mots, et, à la fin des expériences, il pouvait dire quelques
phrases courtes lorsqu'il les avait préalablement entendues. Il allait
même jusqu'à trouver la prononciation des mots analogues à ceux
qu'on lui avait fait connaître. Après le temps que j'ai indiqué, je fus
obligé de quitter Paris pendant deux mois ; à mon retour, je retrouvai

2

mon élève moins instruit que lors de mon départ; des occupations qui ne me laissaient pas un moment de libre, jointes à l'opposition de ses párens effrayés de mes expériences, m'empêchèrent de reprendre le cours de mon travail. Mon élève sortit quelque temps après de l'hôpital : je l'ai perdu complètement de vue depuis cette époque.

Je crois que dans l'éducation de ce sourd-muet j'avais résolu le problème dont la solution semble devoir entraîner celle de toutes les autres : j'avais fait entendre. Quelques personnes, il est vrai, ont pensé que son esprit observateur lui permettait de rapporter les mots aux mouvemens des lèvres dont il comprenait toute la valeur, et qu'il imitait ensuite. Cette proposition suppose d'abord que dans l'articulation de tous les sons élémentaires, il y a dans les lèvres un mouvement spécial ; ce qui n'est vrai que pour quelques-uns d'entre eux : elle est ensuite parfaitement réfutée par les observations que je vais rapporter.

Il arrivait souvent à mon élève de ne pouvoir prononcer des mots que j'avais tâché de lui faire entendre; si je ne pouvais réussir après deux ou trois essais, je me plaçais en face de lui, et lui montrais le mouvement de mes lèvres; je lui indiquais par là ceux qu'il devait exécuter. Quelquefois, après cette démonstration, il répétait le mot que je voulais lui apprendre; mais, s'il ne le faisait que d'une manière imparfaite, impatient de ne pouvoir me satisfaire, il saisissait le cylindre, et mettant la petite extrémité entre ses dents, il présentait l'autre au côté de mon larynx. Certes, il n'aurait pas eu cette idée s'il n'avait trouvé dans l'audition le plus sûr moyen de communiquer avec moi, et si l'observation du mouvement des lèvres eût pu suffire à son intelligence; car si l'on se représente bien la position dans laquelle nous étions l'un par rapport à l'autre, on concevra qu'il voyait à peine le quart de ma bouche. Il regardait mon profil, et j'avais soin de détourner la tête, soit pour tendre la peau du cou, soit pour lui cacher le mouvement de mes lèvres : j'ai souvent prononcé des mots à voix basse en les articulant avec beaucoup de len-

teur et de précision; il ne les répétait jamais, et restait toujours immobile, comme si je n'eusse rien dit.

Trois semaines s'étaient écoulées depuis le commencement de nos
expériences : je réfléchissais à la nature des conducteurs qui faisaient
arriver ma voix jusqu'à l'oreille de mon sourd - muet, et je me de-
mandais s'il avait des corps solides pour conduire à son oreille les
sons qu'il proférait lui-même. Ne voyant que l'air extérieur qui pût
lui transmettre ses propres paroles, je soupçonnai qu'il pourrait bien
ne pas s'entendre lui-même; je l'interrogeai, et je ne sais si je par-
vins à lui faire comprendre la nature de mes questions. Mais il parut
toujours étonné que je lui demandasse s'il produisait lui - même des
sons analogues à ceux que je lui faisais percevoir; et jusqu'à la fin
de nos expériences, ses réponses me firent présumer qu'il n'entendait
pas sa voix. Cette difficulté imprévue me suggéra l'idée de lui con-
struire un conducteur propre à transmettre à ses dents ou à ses apophyses mastoïdes les vibrations de son larynx. L'instrument imparfait
que je fis à cet usage ne me fut d'aucune utilité, et je ne tardai point
à l'abandonner. Je vis, en effet, qu'en voulant établir entre les parties que je viens de désigner, une communication par des corps solides, je ne faisais que répéter ce qui se trouvait dans la conformation
naturelle des organes. Cette observation me conduisit à penser que
nos propres paroles pourraient bien arriver à notre oreille par l'inter-
mède des parties solides qui forment les parois de la bouche. J'avais
déjà remarqué qu'en parlant les oreilles fermées, j'entendais ma voix
lors même que le son était si faible qu'il ne pouvait être perçu de
ceux qui tenaient leur oreille très-rapprochée de ma bouche, ce qui
supposait un mode de transmission autre que celui qui se fait par l'air
extérieur. Quel est ce mode de communication? Il peut être de deux
sortes : avoir lieu, 1°. par l'air contenu dans la trompe d'*Eustache* et la
cavité du tympan; 2°. par les os qui environnent le nerf auditif. Le premier mode de conductibilité du son paraît démontré par les propriétés
élastiques de l'air, et par la propagation de la voix dans la trachée,
les bronches et les cavernes pulmonaires; le second peut être prouvé

par les raisons suivantes : 1°. le larynx est, pendant la voix, le siége de vibrations qui se transmettent à travers la peau et les muscles, comme le démontre la possibilité de recueillir la parole sur ses côtés ; 2°. le larynx communique avec l'oreille par un système de corps solides, tous plus ou moins conducteurs ; les vibrations de ses parois doivent donc se transmettre de proche en proche jusqu'au nerf chargé de les percevoir ; 3°. le même raisonnement s'applique aux parois de la bouche qui peuvent transmettre la parole, comme celles du larynx, quoique la communication soit beaucoup moins parfaite.

Je reviens à mon sujet : si les parties solides qui forment les enveloppes de l'organe de l'ouïe servent à transmettre sa voix à celui qui parle, en prolongeant des essais assez long-temps pour qu'un sourd-muet puisse entendre des sons faibles à l'aide des conducteurs solides, il doit arriver une époque à laquelle il s'entendra lui-même. Cette idée est confirmée par les observations suivantes : j'avais essayé comparativement, dans le début de mes expériences, si je pouvais faire entendre mon élève en appliquant le stéthoscope sur ses oreilles, où sur ses apophyses mastoïdes ; je ne pus réussir dans tout le cours du premier mois, et cependant, au commencement du second, je lui faisais entendre quelques mots ; preuve évidente d'une perfection dans l'organe de l'ouïe du sourd et muet, qui devenait d'autant plus capable de percevoir sa voix que celle-ci devenait chaque jour moins aigre et moins gutturale.

Depuis le moment où j'ai terminé les expériences dont je viens de rendre compte, je n'ai vu qu'un seul enfant sourd-muet de naissance : c'était une petite fille de sept à huit ans, d'une intelligence peu commune. Son esprit observateur, sa figure expressive, l'art d'imitation, qu'elle possédait à un haut degré, lui permettaient de représenter par la pantomime des pièces qu'elle avait vu jouer dans les théâtres. Un talent aussi extraordinaire la faisait rechercher dans les salons, et on invitait aux soirées où elle devait se trouver, comme on eût invité à une soirée d'artistes. Ayant eu l'occasion de la voir, je plaçai ma montre entre ses dents, comme je l'avais fait à mon pre-

mier élève ; elle fit les mêmes gestes, parut éprouver les mêmes sensations. Je me servis ensuite de mon cylindre pour lui faire entendre les
noms de quelques objets placés autour d'elle ; elle les répéta assez
distinctement pour être comprise des personnes qui assistaient à l'expérience. Je fus extrêmement satisfait de ce résultat ; et je ne doutai
point que l'enfant qui m'était présenté ne fût dans les conditions les
plus favorables pour recevoir l'éducation de la parole. Les gens du
monde qui assistaient à cette expérience furent à peine surpris d'entendre articuler quelques mots à un enfant qui n'en avait jamais
prononcé ; ils étaient habitués aux expériences toutes faites, ils n'ap-
préciaient point ces lueurs de succès qui découvrent l'avenir à ceux
que des expériences répétées habituent aux essais infructueux, à la
patience et à la lenteur des résultats : toutefois, on fit connaître aux
parens ceux que j'avais obtenus ; ils ne voulurent entendre parler
d'aucun essai ultérieur, comprenant sans doute que leur enfant ces-
serait d'être fêté si jamais il était rendu à la vie sociale commune.

Quel qu'ait été le succès de mes premières expériences, je ne puis
me dissimuler aujourd'hui que leur application, étendue jusqu'au
point d'être utile, offre des difficultés peut-être insurmontables. Des
professeurs de l'institution des sourds-muets, MM. *Duleau* et *Itard*, ont
essayé de faire entendre et parler des sourds-muets ; ils ont choisi parmi
le grand nombre d'élèves qui leur étaient confiés ceux dont l'audition était le moins affaiblie, et de ce nombre il s'en est trouvé qui
entendaient le bruit d'une montre à la distance d'un demi-pied. Ces
enfans étaient sans doute placés dans les conditions les plus favorables ;
ils entendaient assez bien sans qu'il fût nécessaire de se servir de conducteur particulier. Cependant l'on n'a pu faire autre chose que de leur
apprendre quelques phrases, et c'est à peine si l'on a pu les former,
après deux ou trois ans de leçons, à répéter devant le public quelques
fragmens d'une conversation convenue d'avance entre le maître et
l'élève ; jamais ils ne sont arrivés à se servir de leur voix comme moyen
de communication, la spontanéité de la parole n'a pu être obtenue.
Cette observation, qu'ont faite tous ceux qui se sont occupés de l'é-

ducation des sourds-muets, que j'ai faite moi-même pendant tout le
cours de l'éducation dont j'ai rapporté les détails, est vraiment déses-
pérante ; elle l'est à tel point, que j'aurais passé sous silence les essais
que j'ai faits, si leur histoire ne conduisait à quelques vues physiologiques, et si tout ce qui peut éclairer le développement des sensations
chez les êtres qui en sont partiellement privés n'intéressait tout à la
fois le médecin et la philosophie. J'espère aussi que le système de
conducteurs solides que j'ai indiqué, pourra servir à ceux qui, après
avoir joui de la parole et de l'ouïe, cessent de pouvoir entendre par
suite d'une maladie dans les organes qui conduisent les sons jusqu'aux
nerfs auditifs : car il y a deux ordres de causes qui produisent la surdité, celles qui agissent sur le nerf chargé de percevoir les sons, et
celles qui agissent sur les organes chargés de les conduire. Quelle que
soit celle de ces dernières qui fasse perdre l'audition, les os entoure-
ront toujours le nerf supposé intact ; ils pourront par conséquent lui
transmettre les vibrations qui leur seront communiquées ; et si ces
vibrations sont celles de la voix humaine, l'homme devenu sourd
pourra encore entendre la conversation de ceux qui se mettent en
rapport avec lui, à l'aide du cylindre disposé comme je l'indique.

RECHERCHES SUR LES LUXATIONS.

Je me propose de démontrer dans cet article que, lorsque l'extrémité supérieure de l'humérus se porte dans la fosse sous-épineuse ou
dans la fosse sous-scapulaire, les muscles rotateurs en dedans et en
dehors deviennent tous congénères, et concourent à entraîner l'os
dans un même mouvement de rotation, qu'il faut constamment
détruire lorsqu'on voit l'os déplacé ; que la même simultanéité d'action des muscles rotateurs s'observe dans les luxations du fémur sur
le pubis et sur le trou obturateur, dans les luxations du radius sur
le cubitus, et dans celles de l'atlas sur l'axis.

Luxations en dedans de l'extrémité supérieure de l'humérus.

J'ai observé, pour la première fois, la simultanéité d'action des rotateurs, en faisant sur les cadavres des luxations artificielles. Je vis que lorsque l'humérus avait été porté dans la fosse sous-scapulaire, l'extrémité de sa tête appuyait d'abord sur la face interne du muscle du sous-scapulaire ; mais qu'abandonnée à elle-même, elle se dirigeait vers le bord postérieur de ce muscle, la grosse tubérosité et la tubérosité externe regardant en devant. Je cherchai la raison de ce phénomène, et je vis facilement qu'il dépendait de la pression que le muscle sous-scapulaire exerçait sur la tête de l'os toujours un peu dirigée en arrière ; de la force avec laquelle ce muscle entraînait la petite tubérosité de l'humérus, et enfin de ce que les muscles sous-épineux et petits ronds, se contournant sur la cavité glénoïde comme sur une poulie de renvoi, tendaient à porter en devant la grosse tubérosité, et par conséquent à faire tourner en dedans la totalité de l'humérus. Pour m'assurer de l'existence de cette dernière cause, que la simple inspection démontrait au reste bien complètement, je produisis la luxation, après avoir coupé en travers le muscle sous-scapulaire, et je vis que, dans le cas où les muscles sous-épineux et petits ronds agissaient seuls, il était impossible de reporter l'os un peu en arrière dans la fosse sous-scapulaire, ce qui a toujours lieu, comme on sait, sur le vivant, par l'action des muscles grands pectoraux, grands dorsaux et grands ronds, sans que la rotation en dedans n'eût lieu par l'action des rotateurs externes laissés intacts : la tension des fibres postérieures du deltoïde ne pourrait s'y opposer. Assuré de l'existence et de la cause du mouvement de rotation en dedans, je pensai qu'en réduisant la luxation, il fallait faire éprouver à l'humérus un mouvement de rotation inverse à celui qu'il avait éprouvé, c'est-à-dire un mouvement par lequel on ramènerait en dehors la tubérosité externe de l'humérus porté en devant. J'exécutai cette manœuvre : je fis tourner l'os en dehors pendant que je pratiquai l'extension, et jamais la réduction ne m'offrit la plus légère difficulté, tandis que je fis plusieurs fois des tentatives inutiles, lorsque je ne combinai par le mouvement de rotation avec les manœuvres ordinaires.

Jusqu'à quel point ces connaissances sont-elles applicables à l'homme vivant? C'est ce que l'expérience ne m'a point encore appris. Mais comme les causes qui déterminent sur le cadavre la rotation en dedans agissent avec plus de force sur le vivant, cette rotation doit nécessairement exister. Cependant elle n'a point été notée; car, pour la reconnaître, il aurait fallu regarder les tubérosités inférieures de l'humérus, et l'on n'a toujours considéré que la main dont la rotation dépend plus de la situation de l'avant-bras que de celle du bras. Quelle que soit, au reste, l'incertitude où semble devoir jeter ce défaut d'observations, les raisons que j'ai données ne permettent guère de douter de l'existence de la rotation telle que je l'ai indiquée, et, par suite, il est convenable, dans la réduction, d'exécuter le mouvement de rotation, que la théorie, comme l'expérience sur le cadavre, démontrent devoir être utile.

Luxations de l'extrémité supérieure de l'humérus dans la fosse sous-épineuse.

Les expériences sur le cadavre m'ont démontré deux formes bien distinctes de luxation sur la fosse sous-épineuse : dans l'une, la tête de l'humérus occupe la partie postérieure de la fosse sous-épineuse; dans l'autre, la tête de l'humérus regarde la partie antérieure du corps, la grosse tubérosité étant située en arrière. La première de ces luxations a lieu lorsque les forces qui portent l'humérus dans la fosse sous-épineuse se combinent avec une force qui détermine un mouvement de rotation par lequel la tête de l'humérus se porte en arrière et en dedans; dans ce cas, la tête de l'os glisse dans la fosse sous-épineuse, et l'humérus est tourné de telle manière que le pli du bras regarde en dedans. Cette position est maintenue par la pression du muscle sous-épineux sur la tête de l'os; par la traction que ce muscle, joint au petit rond, exerce sur la grosse tubérosité. Dans le cas où l'humérus plonge assez profondément dans la fosse sous-épineuse, pour que la petite tubérosité soit débordée par la cavité glénoïde, le tendon des sous-scapulaires, contourné sur cette cavité, joint son action à celle des rotateurs en dehors.

La seconde espèce de luxation a lieu lorsque le déplacement de l'os est précédé d'un mouvement de rotation par lequel la tête de l'humérus est porté en devant, et la grosse tubérosité en arrière ; dans ce cas, les muscles rotateurs, en dehors, entraînent la grosse tubérosité la première, et l'appliquent contre la fosse sous-épineuse : le pli du bras regarde en dehors.

Ces deux espèces de luxations se réduisent très-facilement sur le cadavre, lorsque l'on combine avec les mouvemens accoutumés de réduction les mouvemens de rotation en dehors si c'est une luxation où la tête de l'humérus soit en arrière, et le mouvement de rotation en dedans si la tête est en devant. Sans doute elles peuvent exister sur le vivant ; la position du pli du coude doit les faire distinguer. Les mouvemens de rotation que je viens d'indiquer sont applicables à leur réduction.

Luxation du fémur.

J'ai insisté sur les rotations que l'on peut observer dans les luxations de l'humérus, parce que leur étude a été négligée, et que leur connaissance conduit à des résultats pratiques ; dans les luxations du fémur, du radius et de l'atlas, je ne ferai qu'indiquer la cause de la rotation dont l'existence a été signalée par tous les auteurs, et dont ils ont tous indiqué la conséquence pratique. Lorsque l'extrémité supérieure du fémur se luxe sur le pubis, ou sur le trou obturateur, tous les rotateurs en dehors conservent leur action, et les fibres antérieures des petits et moyens fessiers, seuls rotateurs en dedans, ayant, après la luxation, leur insertion à l'os des iles situé en arrière et en dehors du grand trochanter, concourent avec tous les autres rotateurs à la production d'un mouvement par lequel la pointe du pied se dirige avec la partie

3

externe du corps ; dans la luxation sur l'os des iles , ou dans la grande échancrure sciatique , les fibres des petits et moyens fessiers , qui se trouvent en avant du grand trochanter, deviennent rotateurs en dedans, et concourent à porter la pointe du pied vers la jambe du côté opposé à la luxation.

Luxations du radius et de l'atlas.

Le radius peut se luxer par le cubitus ; dans ce cas la simultanéité d'action des rotateurs en dedans et des rotateurs en dehors , est plus apparente que dans aucun de ceux dont j'ai parlé jusqu'ici. Supposez, par exemple, une luxation par excès de pronation , réfléchissez sur la position nouvelle que prennent les pronateurs contournés autour de l'os, et vous verrez qu'ils concourent avec les supinateurs à ramener le membre dans sa position normale. Supposez une luxation par excès de supination , et vous verrez encore le grand supinateur concourir avec les deux pronateurs à ramener le radius en dehors.

La loi que je développe ici sur le changement d'action des rotateurs dans les luxations, s'applique à toutes les articulations où la rotation est un mouvement normal ; elle s'applique par conséquent à l'articulation de l'atlas et de l'axis. Si la luxation du premier des os sur le second est assez étendue pour que l'un des points de la tête exécute plus d'un quart de cercle, les deux sterno-mastoïdiens, les deux faisceaux transversaires épineux , et épineux transversaires, concourront à ramener la tête à la position qu'elle a perdue ; de telle sorte que si les os pouvaient se mouvoir librement les uns sur les autres, la contraction musculaire suffirait pour réduire la luxation. A ce sujet, je ferai remarquer que tous les muscles rotateurs s'opposent à la luxation , qui est la suite de l'exagération du mouvement qu'ils produisent , et qu'ils bornent eux-mêmes les mouvemens qu'ils déterminent. Je me borne à l'indication de ces dernières propositions : plus étendues , elles ne seraient pas mieux comprises de ceux qui ignorent l'anatomie ; développées comme elles le sont, elles suffisent à ceux qui ont fait des études réfléchies sur la structure des corps humains.

CONSIDÉRATIONS

Sur l'étude des maladies de l'encéphale et sur les usages de quelques-unes des parties de cet organe.

MM. *Gall* et *Spurzhem,* dans la description qu'ils ont donnée des systèmes divergent et convergent du cerveau et du cervelet, ont fait connaître la disposition de deux ordres de fibres, qui, ayant une origine, un trajet et une terminaison tout opposés, doivent avoir des fonctions différentes. De ces différences dans leurs fonctions doivent en résulter dans le produit des expériences que l'on pratique sur elles, dans les symptômes des maladies dont elles sont affectées ; il est donc nécessaire de les étudier isolément lorsqu'on expérimente, ou que l'on observe sur quelques parties de l'encéphale ; sans cette précaution l'on obtient des effets complexes, au lieu de ces phénomènes simples dont la connaissance prépare la solution de toutes les difficultés.

Parmi les auteurs qui se sont occupés de la physiologie et de la pathologie de l'encéphale, M. *Récamier* est le seul, à ma connaissance, qui ait établi une distinction analogue à celle que j'indique. Il a différencié les apoplexies des fibres transversales de la protubérance cérébrale de celles des fibres longitudinales de cette partie ; mais aucun expérimentateur n'a fait de distinction analogue, et c'est là, entre mille autres causes, l'une de celles qui ont jeté tant de confusion dans le résultat des deux travaux.

J'ai cru devoir signaler ce défaut de méthode, et appeler l'attention sur une distinction qui peut conduire à des résultats plus simples que ceux qu'on a obtenus ; il m'a paru également utile de rechercher jusqu'à quel point les observations faites jusqu'ici pouvaient apprendre quelles sont les fonctions et quels sont les symptômes des maladies du système divergent et convergent de l'encéphale.

M. *Récamier* a eu l'occasion de voir un grand nombre de ramollis-

semens du *septum lucidum*, du trigone cérébral et du corps calleux.
Les symptômes que produisent ces lésions sont tellement caractéristi-
ques, que dans deux cas qui se sont présentés dans son service, depuis
que je suis ses leçons, il a reconnu avec précision, durant la vie, le
siége du ramollissement. Dans ces deux cas, il y avait insensibilité
générale et absolue, torpeur des mouvemens, conservation de la motilité. M.. *Lallemand* a rapporté quatre observations qui, bien qu'in-
complètement relatées, confirment les résultats que je viens d'indiquer. Dans le ramollissement du *septum*, du trigone, et même dans
celui du corps calleux (car M. *Récamier* n'a pas aperçu de différence
entre ces trois lésions), la motilité n'est donc pas altérée; mais les
perceptions, comme la volonté, sont presque complètement abolies.
Ces résultats pathologiques sont parfaitement en rapport avec ce que
nous apprend l'anatomie. Les deux hémisphères, séparés l'un de l'autre, sont réunis par les commissures : l'existence de ces commissures
doit donc établir l'harmonie, l'unité d'action entre les deux hémisphères cérébraux, et leur destruction doit faire cesser cette unité
d'action; or, si les fonctions de ces deux hémisphères sont de percevoir les sensations et de commander les mouvemens, sitôt que cette
communication cessera d'avoir lieu, les mouvemens deviendront lan-
guissans, les perceptions cesseront de se faire; or, c'est là précisément
ce que nous observons dans le ramollissement des commissures du
cerveau. Les usages physiologiques de ces commissures sont donc
une conséquence de leur disposition anatomique; ils harmonisent
des fonctions des deux hémisphères.

Je ne connais aucune observation directe sur les commissures du
cervelet, appelé, comme on sait, *pont de* Varole, *fibres transversales de
la protubérance,* etc. ; car je crois ne devoir accorder qu'une médiocre
confiance à l'observation de M. *Récamier,* qui, dans une apoplexie de
ces fibres transversales, a vu une paralysie bornée aux membres supérieurs. Sans doute dans ce cas la lésion s'étendait jusqu'à la partie
antérieure des fibres longitudinales, dont la destruction expliquerait
parfaitement la paralysie des membres supérieurs. A défaut d'observa-

tions directes, nous sommes bornés à rechercher la méthode qu'il faut suivre pour apprécier les fonctions du pont de *Varole*. Comme cette partie de l'encéphale réunit les deux hémisphères du cervelet, si l'on connaissait les fonctions du cervelet, on connaîtrait les fonctions de ces commissures, et par conséquent les symptômes qui accompagnent leurs maladies.

L'ignorance où nous sommes des fonctions du cervelet ne permet pas de résoudre le problème par la voie que je viens d'indiquer; il faut donc attendre que ces fonctions nous soient connues, ou pratiquer des lésions directes des fibres transversales de la protubérance. Si ce dernier mode d'observation est praticable, il pourra conduire à la découverte des usages du cervelet, car la destruction du pont doit entraîner le défaut d'harmonie entre les fonctions du cervelet, comme celle du corps calleux entraîne ce défaut d'harmonie entre les fonctions du cerveau; les phénomènes qui seront alors troublés, seront ceux auxquels le cervelet préside. En suivant une marche inverse à celle que nous avons décrite plus haut, au lieu d'aller des fonctions des hémisphères à celles des commissures, on irait des fonctions des commissures à celles des hémisphères; il en est au reste de ce point de science comme de tous les autres; l'anatomie met sur la voie, elle indique la méthode à suivre, la pathologie et l'expérience achèvent de résoudre le problème; elles détruisent, confirment ou généralisent les idées qu'on s'était d'abord faites.

MOUVEMENS DE LA PREMIÈRE CÔTE.

Dans l'étude qui va suivre, une expérience facile a confirmé la justesse des inductions tirées de l'anatomie. Je réfléchissais sur la difficulté que l'on a éprouvée jusqu'ici à constater le mouvement de la première côte dans les grandes inspirations; je me rappelai que lorsque l'on porte la clavicule fortement en arrière et en bas, l'artère sous-clavière est comprimée, et que la circulation s'arrête immédiatement dans le membre supérieur; je me dis alors : lorsque l'on abaisse l'épaule au point de comprimer l'artère sous-clavière entre la première côte et la clavicule, il suffira de relever cette dernière de trois à quatre lignes, diamètre de l'artère, pour que la circulation interrompue se rétablisse dans le bras. Si, dans cette nouvelle position des os, on fait une forte inspiration, de deux choses l'une ; ou bien la première côte s'élèvera, ou elle restera immobile ; dans le dernier cas, la circulation se continuera ; dans le premier, elle devra cesser. Je fis à l'instant même l'expérience que je venais d'imaginer : à chaque inspiration, je remarquai la cessation complète du pouls, et par conséquent de la compression de la sous-clavière. L'expérience, répétée un grand nombre de fois sur différentes personnes, a constamment donné le même résultat ; elle ne m'a laissé aucun doute sur l'élévation de la première côte dans les grandes inspirations.

DU SIÉGE DU RHUMATISME.

Je terminerai par une proposition sur le siége du rhumatisme, qui, à l'exemple de toutes celles qui précèdent, est une application des connaissances anatomiques, mais qui a plus de rapport avec l'anatomie générale qu'avec l'anatomie descriptive.

En réfléchissant sur le siége des rhumatismes, que l'on considère comme pouvant occuper tout à la fois les tissus fibreux, musculaire et synovial, il m'a paru contraire aux principes de l'anatomie et de la pathologie générale d'admettre qu'une maladie qui, dans toutes les parties du corps, se développe et se termine suivant les mêmes lois, peut occuper successivement des tissus différens par leur structure et leurs propriétés ; il me semble plus conforme à ces principes de regarder le rhumatisme comme siégeant toujours dans le même tissu élémentaire, de telle sorte que si l'on détermine celui qu'il occupe dans l'une de ces variétés, on aura déterminé celui qu'il occupe dans toutes les autres. Or, dans le rhumatisme des articulations, ce sont toujours les synoviales qui sont primitivement affectées ; par conséquent, dans les rhumatismes de toutes les autres parties

du corps, ce sont aussi les synoviales ou leurs analogues dans lesquelles commence l'affection rhumatismale; ainsi, qu'une douleur
se développe avec tous les caractères du rhumatisme sur le trajet
d'une corde tendineuse, l'organe malade est celui qui jouit des mêmes
propriétés, remplit les mêmes usages que les synoviales articulaires.
C'est la synoviale du tendon, dans le rhumatisme, qui suit le trajet
d'un muscle; c'est dans la synoviale de ce muscle qu'existe le rhumatisme. Or, cette synoviale, c'est le tissu cellulaire lâche et non grais-
seux qui sépare les fibres musculaires des gaînes aponévrotiques
dans lesquelles les muscles sont enfermés; car chaque muscle a sa
gaîne fibreuse, comme chaque tendon a la sienne, et le tissu cellulaire qui sépare un muscle de son enveloppe est l'analogue de la
synoviale qui entoure un tendon et en facilite les mouvemens.

Lorsque des rhumatismes se développent sur des os superficiels,
tels que l'olécrane, la rotule, la localisation dans une analogue des
synoviales paraît très-difficile; mais lorsqu'on se rappelle qu'entre
ces os et la peau il existe un tissu cellulaire qui contient de larges
cellules, décrites sous le nom de *bourses muqueuses*, dont les usages
sont de faciliter le glissement des os sur la peau et de la peau sur les
os, on voit que le développement de rhumatismes dans ces cellules,
loin de prouver la fausseté des conséquences que je déduis, ne fait
que confirmer leur justesse. Si l'on poursuit ces conséquences, on
admettra que dans les parties du corps où il n'y a ni synoviales articulaires, tendineuses ou musculaires, ni bourses muqueuses sous-
cutanées, telles que sont les parois des grandes cavités, on doit placer
les rhumatismes dans les membranes séreuses, véritables synoviales
des viscères. En envisageant ainsi le rhumatisme, on arrive à généra-
liser l'idée qu'on doit se faire de son siége; on le voit toujours dans
des tissus exhalans et absorbans, destinés à faciliter le mouvement
des organes, et développant de vives douleurs lorsqu'ils sont enflam-
més; on explique l'influence que reçoivent les rhumatismes de toutes
les causes qui diminuent l'exhalation de la peau et de la muqueuse
intestinale, et l'on comprend ces deux phénomènes, douleurs vives

et gêne des mouvemens, qui forment l'un des caractères distinctifs du rhumatisme.

On suppose, il est vrai, que lorsqu'une maladie se développe avec les mêmes caractères dans toutes les parties du corps, elle siége toujours dans le même tissu élémentaire ; on suppose que le rhumatisme a partout les mêmes symptômes et la même marche, et que celui qui occupe les articulations débute toujours par les synoviales. Ces propositions, que je crois vraies, n'ont point un tel degré d'évidence, ne sont point si généralement admises, qu'elles ne dussent être démontrées pour donner un caractère de vérité aux propositions que je viens d'émettre. Les faits directs devraient aussi éclairer les résultats de l'induction analogique ; mais je ne puis entrer dans l'examen de toutes ces propositions, et je dois m'arrêter là où s'arrête la partie anatomique de mon travail.

FIN.

PROPOSITIONS SUR LES GASTRALGIES DES FEMMES.

I. Les gastralgies des femmes peuvent être l'effet ou la cause de dérangement dans les règles, de fleurs blanches, de palpitations de cœur, de céphalalgies, etc.

II. Il y a un tel rapport de causalité entre ces différens symptômes, que, lorsque les malades annoncent que l'un d'eux dure depuis près d'une année, on peut présumer l'existence des autres.

III. Le sous-carbonate de fer employé, pendant quelques semaines, à la dose de 12 à 72 grains par jour, guérit souvent ces maladies.

IV. Il est inutile, surtout dans les cas où il existe des tubercules, et dans ceux où les femmes ont des règles très-abondantes, de la diarrhée, et sont douées d'un tempérament sanguin ou d'un tempérament nerveux.

www.ingramcontent.com/pod-product-compliance
Lightning Source LLC
Chambersburg PA
CBHW070221200326
41520CB00018B/5738